AF320799

DE

L'EMPLOI DU BAIN TIÈDE

DE PRÉFÉRENCE AU BAIN FROID

DANS LE

TRAITEMENT DE LA FIÈVRE TYPHOÏDE

PAR

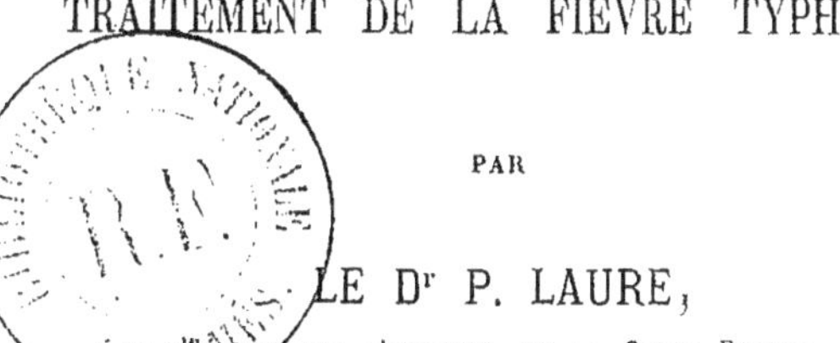

LE Dr P. LAURE,

MÉDECIN DE L'HOPITAL DE LA CROIX-ROUSSE.

———··❦··———

(Communication faite à la Société des sciences médicales de Lyon.)

> « Et entre plusieurs opinions également reçues, je
> « ne choisissois que les plus modérées, tant à cause que
> « ce sont les plus commodes pour la pratique et vrai-
> « semblablement les meilleures, tout excès ayant cou-
> « tume d'être mauvais ; comme aussi, afin de me dé-
> « tourner moins du vrai chemin en cas que je faiblisse ;
> « que si, ayant choisi l'un des extrêmes, c'eût été
> « l'autre qu'il eût fallu suivre. »
>
> (DESCARTES, discours *De la méthode*, IIe partie).

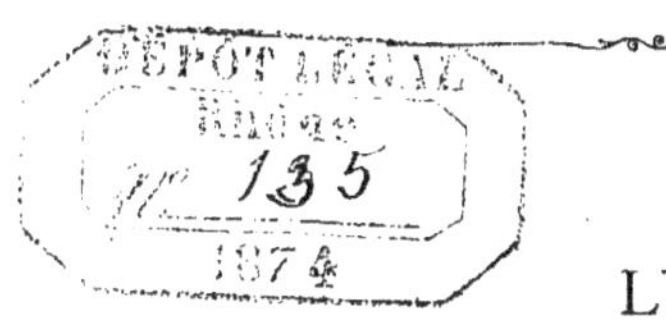

LYON

IMPRIMERIE D'AIMÉ VINGTRINIER

Rue de la Belle-Cordière 14

—

1874

DE

L'EMPLOI DU BAIN TIÈDE

DE PRÉFÉRENCE AU BAIN FROID

DANS LE TRAITEMENT DE LA FIÈVRE TYPHOIDE

C'est à l'hôpital de Strasbourg, en 1867, que nous avons vu pour la première fois appliquer le bain tiède et les affusions froides au traitement de la fièvre typhoïde.

Après avoir expérimenté à sa clinique les diverses méthodes allemandes, le professeur Shützenberger paraissait alors s'arrêter de préférence au bain tiède graduellement refroidi, réservant les affusions froides pour les accidents cérébraux graves et les tempé-ratures extrêmes.

« Brand, dit M. Barthé (1), assied le malade dans un bain « à 20° et lui fait des affusions froides sur le haut du corps; « c'est une méthode insupportable. »

La méthode de Ziemssen est « la plus rationnelle et en même « temps la plus humaine. Il plonge le malade dans un bain de « 34°, 35°, puis il fait couler du côté des pieds du malade de « l'eau froide, de manière à abaisser insensiblement la tempéra- « ture du bain jusqu'à 16°. Le malade est sorti du bain dès qu'il « est pris de frisson, d'ordinaire au bout d'une demi-heure.

« A la clinique de Strasbourg, M. Shützenberger se servait de « bains à 28° ou 30°, et laissait l'eau se refroidir spontanément.

---

(1) Barthé, ancien élève de l'Ecole de santé de Strasbourg. — Thèse de Montpellier, 1871, p. 13. On pourra également consulter avec fruit la thèse de M. le docteur Samuel, élève du professeur Shützenberger, et ancien interne de l'hôpital de Strasbourg (*De l'emploi de la médication réfrigérante dans le traitement de la fièvre typhoïde*, Montpellier, 1871).

« La durée du bain variait entre un quart d'heure et une heure.
« A la sortie du bain, le malade était soigneusement enveloppé
« dans un drap chaud et promptement transporté dans son lit en
« évitant tout courant d'air. »

Tout à fait au début de notre exercice dans les hôpitaux, en
1869, nous avons employé le bain tiède à deux reprises diffé-
rentes : la première fois, dans le but de faciliter l'éruption d'une
scarlatine grave et fruste dont la température dépassait 41° ; le
second malade soumis au bain tiède était atteint d'une variole
également très-grave, à peine caractérisée par trois ou quatre
pustules, et compliquée, comme la scarlatine, d'accidents hémor-
rhagiques.

Le triste résultat de la médication répondit si peu à notre
attente, que nous avons hésité à l'appliquer de nouveau, même
dans les cas de fièvre typhoïde.

Depuis lors, la douloureuse expérience de 1870-71 a singu-
lièrement modifié notre opinion à cet égard. Il est, en effet, hors
de doute que le traitement hydrothérapique de la fièvre typhoïde,
généralement adopté par les médecins prussiens, leur a fourni
une statistique des plus heureuses, comparée à la mortalité véri-
tablement désespérante que nous avons eue à enregistrer.

En présence d'une petite épidémie de fièvre typhoïde qui a
sévi à l'hôpital de la Croix-Rousse l'automne dernier, nous avons
soumis tous nos malades, sans exception, au traitement par les
bains tièdes, à l'exclusion de toute autre médication.

En même temps que nous, notre collègue et ami M. le docteur Faivre expérimentait le traitement par *les bains froids* sur
le malade d'une salle voisine.

Un interne distingué de nos hôpitaux, M. Glénard, alors
attaché au service de M. Faivre, a fait récemment connaître le
résultat de ses observations ; c'est ce qui nous encourage
aujourd'hui à publier les nôtres, la comparaison des deux méthodes pouvant offrir quelque intérêt à ceux de nos lecteurs qui,
peu enthousiastes de leur nature, cherchent encore à se faire une
opinion.

Notre statistique, personnelle, il est vrai, se borne à dix observations, chiffre beaucoup trop insuffisant pour nous permettre
de porter aujourd'hui sur la méthode un jugement définitif.

Parmi ces dix cas se trouve d'abord une série de quatre fièvres typhoïdes dont la durée moyenne a été de quarante jours au moins, mais que nous ne considérons pas comme très-graves.

La première a été observée sur un frère, les autres sur trois sœurs de notre hôpital.

Quant à la série suivante, elle se compose de fièvres typhoïdes très-graves, affectant pour la plupart le type ataxo-adynamique. Sur ces dix malades, une seule a succombé, bien que le traitement ait été institué dès le neuvième jour de la maladie (1).

La plus sérieuse objection qu'on ait faite au bain tiède est celle-ci : « Lorsque vous mettez un fébricitant au bain, » m'at-on dit, « c'est uniquement pour le refroidir. Or, ce résultat sera « d'autant plus vite obtenu que l'eau du bain sera plus froide. »

Si le problème était aussi simple, la méthode de Brand, désormais anodine, n'aurait dès lors plus de raison d'être, car il serait bien plus logique de faire séjourner le malade quelques minutes dans un mélange réfrigérant.

Telle serait la conséquence rigoureuse du raisonnement qu'on nous a opposé; n'en fait-elle pas justice ? Il nous répugne, en effet, de considérer le malade comme un poids donné de matière inerte doué d'une certaine quantité de chaleur.

Notre principal but est bien, il est vrai, d'abaisser la température du fébricitant, mais cela dans de certaines limites que nous imposent le danger à courir d'abord et, secondement, le bien-être du malade quand il n'est pas incompatible avec son salut.

De plus, il ne s'agit pas uniquement de soustraire à l'organisme un certain nombre de calories, mais surtout d'atteindre

(1) Sur les 44 observations publiées par Brand dans son premier volume, daté de 1861, on trouve six morts. Le traitement a été commencé une fois au vingt-deuxième jour de la maladie, deux fois au dix-huitième, dans les cas qui suivent, au dix-septième, au quatorzième et au neuvième jour. Ce retard apporté au traitement autorise-t-il l'auteur à distraire de sa statistique cette malencontreuse série de six morts? C'est ce qu'il est difficile d'apprécier. Pour ce qui nous concerne, il nous a paru plus sage de faire entrer en ligne de compte cet insuccès, bien que chez notre malade les bains aient été administrés comme dans l'observation IV de Brand, dès le neuvième jour de la maladie. (Voir *Die hydrotherapie des typhus*, von Ernst Brand, Stettin, 1861.)

cette chaleur dans les sources mêmes, si variées et malheureusement si hypothétiques de sa production.

En présence d'une indication ainsi formulée, il est permis d'hésiter, car le choix des moyens à employer n'est pas aussi facile qu'on serait tout d'abord porté à le croire.

Il n'est pas non plus exact de dire que, lorsqu'on met un malade au bain, c'est uniquement pour le refroidir, l'élévation de la température constituant le seul danger.

L'action du bain ne se borne pas, ainsi que nous le verrons tout à l'heure, à un simple abaissement de la température, et, en outre, l'exagération de la chaleur n'est malheureusement pas le seul péril que nous ayons à redouter dans la fièvre typhoïde.

Plusieurs fois, pendant l'épidémie de 1870-71, nous avons vu la mort ne pas coïncider avec les températures extrêmes, et, tout récemment, M. le docteur Vaslin, professeur au Val-de-Grâce, vient de publier des observations de fièvres typhoïdes dont la température n'a jamais dépassé 38°. M. Vaslin a pourtant constaté, à l'autopsie, non-seulement les lésions intestinales caractéristiques, mais encore les lésions microscopiques du tissu musculaire qu'on attribuait jusqu'alors à la seule influence d'une température excessive.

Mode d'emploi.

Au lieu d'employer un bain toutes les trois heures, jusqu'à ce que la température ne dépasse pas 38, nous nous sommes bornés à deux, rarement trois bains par jour. La température initiale du bain étant de 30°, nous l'abaissions graduellement jusqu'à 25°. La durée de l'immersion variait d'un quart d'heure à vingt minutes.

La sœur hospitalière chargée de ce service invitait les malades à exécuter quelques mouvements dans leurs baignoires d'une façon continue, ce qui nous a paru retarder de quelques instants l'apparition du frisson. Au début, quand le malade était en quelque sorte une masse inerte, incapable de se mouvoir, on y suppléait par un massage prolongé, pratiqué alternativement sur le dos et la partie antérieure du thorax.

Au sortir de l'eau, le malade était séché avec soin, enveloppé dans une couverture de laine et reporté dans son lit ; après quoi on lui faisait avaler une tasse de bouillon et quelques cuillerées de vin de Bordeaux.

Une ou deux verrées d'eau de Sedlitz, exceptionnellement administrées dans le courant de la maladie, un lavement tiède d'infusion de camomille tous les deux jours, des cataplasmes de farine de lin maintenus à demeure sur l'abdomen, un mélange d'eau gazeuse et de sirop de groseille ou d'eau panée vineuse, trois ou quatre tasses de bouillon par jour, tel a été le complément du traitement hydrothérapique chez tous les malades confiés à nos soins.

Action du bain tiède.

A peine entrés au bain, les malades éprouvent pour la plupart un sentiment de bien-être, surtout accusé chez ceux d'entre eux dont le sensorium n'est pas complétement aboli.

Au bout de quinze minutes environ, le frisson commence d'autant plus vite que le malade est incapable d'exécuter quelques mouvements dans sa baignoire. Le quatrième ou cinquième jour, la médication est acceptée avec beaucoup moins d'empressement par les malades, suivant leur plus ou moins de sensibilité au froid ; les uns demandaient eux-mêmes leurs bains ; d'autres, au contraire, réclamaient très-énergiquement contre ce genre de médication.

L'abaissement de la température sous l'influence du bain tiède est un fait hors de doute. J'avais soin de la noter exactement avant le bain et une demi-heure après. Il m'est arrivé plusieurs fois de faire une seconde observation une heure après le bain ; je constatai alors que l'abaissement se maintenait encore quelquefois à un degré au-dessous de la température initiale.

La quantité de chaleur soustraite peut s'évaluer en moyenne à un degré, mais ce chiffre n'est pas constant ; nous l'avons trouvé quelquefois de sept ou huit dixièmes seulement, et, par contre, la défervescence obtenue sous l'influence du bain tiède a été telle dans quelques cas, que nous avons vu la température s'abaisser rapidement à 38° et même à 37.

Ces diverses observations ont été faites par notre interne
M. Duchamp, licencié ès-sciences, que nous ne saurions assez
remercier de son précieux concours.

Les températures ont été prises dans le creux de l'aisselle,
nos observations ayant porté la plupart du temps sur des jeunes
filles, à qui il est fort délicat de faire accepter la thermométrie
rectale.

On m'a dit, à ce propos, que la thermométrie axillaire nous
avait probablement induit en erreur, attendu que la surface
cutanée, douée d'un pouvoir conducteur très-faible, doit con-
server après le bain un degré de refroidissement qui n'est nullement en rapport avec la température centrale.

Dès mes premiers essais, je me suis assuré qu'il était possible
d'éviter une semblable cause d'erreur ; on en trouvera, je pense,
une preuve suffisante dans le passage suivant, emprunté à la
thèse de M. Samuel : « Nous nous disions que le thermomètre
« placé dans l'aisselle d'un malade qui vient de sortir d'un bain
« ne devait nous donner que de fausses indications ; que nous
« pouvions trouver, par exemple, à la surface du corps un abais-
« sement notable de température pouvant provenir de l'évapora-
« tion des molécules d'eau, sans que pour cela la chaleur cen-
« trale fût sensiblement modifiée. Aussi avons-nous fait immé-
« diatement des essais comparatifs ; sur un certain nombre de
« malades, nous avons pris simultanément la température dans
« l'aisselle et dans le rectum, et nous avons pu nous assurer
« ainsi que si l'objection était fondée pendant les premiers moments
« qui suivent la sortie du bain, elle ne l'était plus au bout d'un
« temps très-court, généralement une demi-heure ; alors le
« thermomètre placé dans le rectum marquait un abaissement de
« température proportionnel à celui que nous constations dans
« l'aisselle. »

L'état de la peau chez les typhiques subit, à peu de chose près,
les variations de la température ; quelque temps après le bain,
nous la trouvions moins mordicante, quelquefois halitueuse.

Les troubles nerveux de la fièvre typhoïde et les diverses for-
mes de délire nous ont paru très-heureusement influencés par le
bain tiède, et cela en quelque sorte d'une façon instantanée,
jusqu'au sensorium des adynamiques, qui se réveillait pour dispa-

raître de nouveau dès que la température reprenait son degré
initial. La nuit était en général meilleure après le bain, qui sem-
blait calmer l'agitation et ramener le sommeil.

Sous la même influence, le pouls se relevait et perdait mani-
festement au sphygmographe son caractère dicrote.

Les urines, rares et épaisses au début, devenaient plus claires,
plus abondantes dès les premières immersions ; ce sont les
sœurs du service qui, les premières, ont attiré notre attention sur
ce point.

La langue nous a paru perdre assez rapidement de sa séche-
resse ; cependant, chez une de nos malades, la seule qui a succombé, la glossite n'a jamais cédé un seul instant.

Nous n'avons rien observé de bien positif à l'endroit des or-
ganes respiratoires ; nous reviendrons, du reste, sur ce sujet à
propos des contre-indications. Nous avons également noté la
faim signalée par Brand, mais d'une façon moins évidente et
plutôt à la période de déclin. Il ne faut pas oublier qu'en dehors
du traitement par les bains froids le typhique devient insatiable
dès que la convalescence tend à s'établir. Nos récentes observations portent sur un trop petit nombre de cas pour que nous
puissions signaler l'influence des bains sur le gonflement de la
rate. Brand nous paraît un peu plus affirmatif sur ce point.

Dans l'épidémie de 1870-71, toujours préoccupé de ce symptôme, nous l'avons cherché sur un très-grand nombre de malades et constaté seulement quelquefois d'une façon suffisamment
nette.

L'exploration de la rate en pareille circonstance est aussi dangereuse que difficile, l'observateur ne connaissant jamais d'une
façon certaine la période exacte où en est l'éruption intestinale.

Pas une de nos malades n'a présenté d'eschare au sacrum ;
mais il est difficile de faire la part du traitement, étant donnée
l'absence de cette complication, qui peut être simplement la carac-
téristique d'une épidémie relativement bénigne.

Quant à la diarrhée des fièvres typhoïdes, je dois avouer,
d'accord sur ce point avec M. Faivre, que tout au moins le traitement hydrothérapique ne m'a pas paru exercer sur ce symptôme
une influence favorable.

M. Faivre semble disposé à incriminer exclusivement les écarts de régime ; sans rejeter absolument cette explication, je me bornerai à constater que, plusieurs fois, et en particulier chez des femmes, en dehors de la fièvre typhoïde bien entendu, et dans un état de santé relativement satisfaisant, j'ai été obligé de renoncer à l'hydrothérapie, chaque nouvelle tentative ramenant une diarrhée séreuse qui aurait fini par épuiser les forces de la malade.

D'une manière générale, bien que l'influence du bain tiède ne soit malheureusement que temporaire, on est frappé néanmoins de la rapidité avec laquelle son action se fait sentir. Il faut avouer cependant en toute sincérité qu'elle est beaucoup plus appréciable les premiers jours du traitement que plus tard ; aussi ne serions-nous pas éloigné de renoncer à ce moyen dans le cas où, après l'avoir employé dès le début de la maladie, l'amélioration n'est pas des plus évidentes au commencement du troisième septénaire.

Contre-indications.

La péritonite, la perforation et l'hémorrhagie intestinales sont des contre-indications qui s'imposent d'elles-mêmes, mais nous n'hésiterions pas à les combattre au moyen de la glace et des applications froides locales. Quant aux complications thoraciques, envisagées au point de vue des contre-indications, elles peuvent se diviser en trois catégories : 1° celles qui sont en quelque sorte la règle dans la fièvre typhoïde, telles que la bronchite généralisée, l'hyperémie passive de la base des poumons; 2° celles qui accompagnent plus rarement la dothiénentérie comme, par exemple, la pneumonie vraie et la pleurésie ; 3° enfin les affections chroniques du cœur ou du poumon préexistant à la fièvre typhoïde.

Shützenberger affirme que les premières, loin d'être aggravées par le bain tiède, ont au contraire leur part de l'heureuse influence exercée par cette médication sur l'économie toute entière.

J'ai pu vérifier cette assertion d'une façon très-évidente sur la malade qui fait le sujet de ma dernière observation. Chez elle la bronchite avait pris un développement tout à fait exceptionnel, si bien que mon collègue M. Soulier, qui eut l'obligeance de me remplacer pendant vingt-quatre heures sur ces entrefaites, crut devoir suspendre le traitement en présence de l'oppression considérable et des signes inquiétants fournis par l'auscultation. Confiant dans l'expérience de Shützenberger, je fis reprendre les bains dès le lendemain, et la congestion pulmonaire s'amenda très-rapidement, en même temps que les autres symptômes.

A l'endroit de la pneumonie vraie et de la pleurésie, Brand lui-même est plus réservé cependant. Sans vouloir *aucunement* m'autoriser de ce fait dans ma pratique, je pourrais citer un cas de pneumonie aiguë traitée par le bain froid et suivie de guérison.

Brand parle, dans son ouvrage, d'une jeune fille atteinte de tubercules avec excavations pulmonaires, chez qui la fièvre céda au traitement hydrothérapique.

Tout récemment, dans les *Archives de médecine* du mois de novembre dernier, M. Souplet vient de publier des observations analogues ; nous avons également administré quelques bains tièdes à une phthisique dont les sueurs profuses ont été momentanément enrayées par ce mode de traitement.

Il nous paraît donc très-naturel de ne pas considérer une phthisie antérieure comme une contre-indication, mais encore, ainsi que le conseille Brand, nous essaierions de l'hydrothérapie, alors même que le diagnostic serait douteux entre une granulie aiguë et une fièvre typhoïde.

Il serait, je crois, prudent de s'abstenir en présence d'un emphysème très-prononcé. Mon ami et collègue M. le docteur Français, pourtant très-partisan de la méthode de Brand, nous a dit récemment devant la Société des sciences médicales que, chez un infirmier très-emphysémateux, atteint de dothiénentérie, il a dû renoncer au bain froid, et même au bain tiède. Chaque nouvelle tentative provoquant chez le malade des accès de suffocation insuportables, nous croyons qu'il faut considérer les affections cardiaques comme une contre-indication absolue du traitement hydrothérapique.

Par contre, nous ne nous sommes jamais préoccupés de la menstruation ou des épistaxis utérines, tant qu'elles ne constituaient pas de véritables hémorrhagies.

Il est difficile de fixer une limite précise à la durée du traitement, toutes les dothiénentéries n'évoluant pas de la même façon, soit spontanément, soit sous l'influence pernicieuse d'écart de régime.

Il nous est arrivé, par exemple, de suspendre et de reprendre alternativement trois ou quatre fois le traitement par les bains tièdes dans le cours d'une fièvre typhoïde à rechutes. Nous pensons avec Shützenberger qu'il importe de commencer le traitement dès le premier septénaire, ce qui, soit dit en passant, n'est pas toujours possible, mais nous ne croyons pas devoir continuer les bains, ainsi que le fait Brand, aussi longtemps que la température ne dépasse pas 38°.

Nous avons déjà dit plus haut que nous ne serions pas éloignés de renoncer à l'eau tiède, dans le cas où, après avoir commencé le traitement dès le premier jour de la maladie, l'amélioration n'est pas des plus évidentes au commencement du troisième septénaire.

A plus forte raison suspendrons-nous la médication à une période plus avancée, dans le cas particulier où *les symptômes généraux graves persistent alors que la température s'est abaissée à 39° ou au-dessous.*

Nous avons observé plusieurs fois cette forme d'ataxie dont le pronostic nous paraît des plus fâcheux ; c'est, en effet, dans ces circonstances que nous avons vu survenir des syncopes et spasmes cloniques ou toniques des contractures ou autres symptômes nerveux le plus souvent précurseurs d'une mort prochaine.

Étant données les conditions spéciales que nous venons de signaler, il est prudent d'éviter des mouvements pénibles, réitérés, et à plus forte raison, le choc de l'eau froide, bien propre à déterminer par action réflexe (1) les accidents redoutables dont le malade est menacé.

____

(1) Voir la thèse de Dieulafoy *sur la mort subite dans la fièvre typhoïde.*

Conclusions.

Les nombreux travaux de Currie, de Brand, de Ziemssen, de Biermer, de Samuel, de Barthé, etc., nous paraissent avoir suffisamment démontré, dans une certaine mesure, l'innocuité de l'hydrothérapie appliquée au traitement de la fièvre typhoïde.

Entre les différents procédés mis en usage, nous avons choisi de préférence le bain tiède, de 30° à 25°.; cette méthode, moins dangereuse, beaucoup plus humaine que le bain froid est tout aussi efficace, étant généralement mieux supportée par le malade (1).

L'expérience nous a, du reste, appris à cet égard qu'il suffit d'une différence de 7° ou 8° entre la température du bain et celle du fébricitant pour constater chez celui-ci, au thermomètre, une réfrigération moyenne de un degré, qui persiste encore une heure après l'immersion.

De plus, le bain tiède prolongé exerce sur le système nerveux une action sédative qui *lui est propre*, fait, du reste, bien connu dans la pratique ordinaire de l'hydrothérapie.

Le bain tiède est, comme nous l'avons vu tour à tour, antipyrétique, diurétique, excitateur du grand sympathique, modérateur du système nerveux cérébro-spinal ; c'est à ces divers titres que nous l'avons employé, mais loin de nous la singulière prétention de le considérer comme le spécifique de la fièvre typhoïde.

(1) « Le bain tiède à 28 et 30° et pris pendant quinze à vingt minutes, « sont généralement bien supportés, et même redemandés par les malades. « tandis que les bains froids sont pris avec répugnance, *et ne sont pas abso-* « *lument sans dangers* : c'est là ce qui m'a fait substituer les bains tièdes « aux bains froids.

« L'abaissement de température après chaque bain est d'ordinaire de 1°, « quelquefois de 2° .... Le traitement réfrigérant n'est nullement un « spécifique, mais il diminue l'intensité de la fièvre typhoïde, qui évolue « avec plus de bénignité. »

Ainsi s'exprime le professeur Schützenberger dans une lettre qu'il a eu l'obligeance de m'écrire tout récemment au sujet de ce travail, que je lui avais soumis en partie, avant de le livrer à l'impression.

Il ne faut pas oublier que la fièvre typhoïde est une maladie cyclique dont aucune médication ne saurait enrayer la marche ; toutefois, il est vrai de dire qu'elle évolue avec plus de bénignité, sous l'influence de l'hydrothérapie et en particulier du bain tiède.

Aussi ne saurions-nous accepter en aucune façon que « toute « fièvre typhoïde traitée régulièrement, dès le début, par l'eau « froide ou l'eau tiède, sera exempte de complications et gué- « rira (1). »

La triste expérience de tous les jours et la statistique de Brand lui-même donnent un démenti formel à cet aphorisme. De pareilles affirmations ne sont malheureusement pas rares dans l'histoire des variations de la thérapeutique, et c'est se ménager bien des déceptions dans l'avenir que de les accepter sans con- trôle.

(1) Brand. *loc. cit.*